# COMMISSION D'ÉTUDES

DES QUESTIONS

## RELATIVES A LA PROPHYLAXIE DE LA SYPHILIS

ET DES

## MALADIES VÉNÉRIENNES

RAPPORT

SUR L'ÉVOLUTION ET LA PROPHYLAXIE DES MALADIES VÉNÉRIENNES

DANS L'ARMÉE FRANÇAISE

par M. le Médecin Inspecteur DIEU,

Directeur du Service de Santé au Ministère de la Guerre.

MELUN

IMPRIMERIE ADMINISTRATIVE

M D CCCC III

MINISTÈRE DE L'INTÉRIEUR ET DES CULTES

# COMMISSION D'ÉTUDE

## DES QUESTIONS

## RELATIVES A LA PROPHYLAXIE DE LA SYPHILIS

### ET DES

## MALADIES VÉNÉRIENNES

RAPPORT SUR L'ÉVOLUTION ET LA PROPHYLAXIE DES MALADIES VÉNÉRIENNES DANS L'ARMÉE FRANÇAISE

par M. le Médecin Inspecteur Dieu,

*Directeur du Service de Santé au Ministère de la Guerre.*

La prophylaxie des maladies vénériennes doit être basée sur une notion aussi précise que possible de l'évolution et de la répartition de ces maladies dans les divers milieux. A ce point de vue, la statistique médicale de l'armée constitue un document de premier ordre : elle a un caractère de grande généralité, puisque le groupe dont elle expose annuellement l'état sanitaire comprend environ 600.000 hommes, et elle enregistre les faits observés sans aucune préoccupation doctrinale, de manière à offrir toutes les garanties nécessaires d'impartialité.

Pour se rendre exactement compte de l'évolution des maladies vénériennes dans l'armée française, il convient de distinguer l'armée de l'intérieur et l'armée d'Afrique. Celle-ci est composée, pour un tiers à peu près, d'indigènes ; les deux autres tiers comprennent des éléments tels que les régiments étrangers, les bataillons d'infanterie légère d'Afrique, les pénitenciers et les ateliers de travaux publics, qui n'ont pas d'équivalents dans l'armée de l'intérieur. D'autre part, les conditions de milieu, en Afrique et en France, sont très différentes, et on sait que ces conditions ont une influence considérable sur le développement des maladies vénériennes. Il y a donc tout intérêt à ne pas confondre ces deux groupes très dissemblables.

Avant d'exposer les données de la statistique militaire, nous devons faire observer que les chiffres inscrits dans ce document correspondent au nombre total des cas traités et que ce nombre peut être sensiblement supérieur à celui des hommes atteints. Un malade est compté autant de fois que les accidents successifs d'une même blennorrhagie ou d'une syphilis le ramènent à l'infirmerie ou à l'hôpital.

## I. — ARMÉE D'AFRIQUE

Les effectifs de l'armée d'Afrique représentent à peu près le huitième des effectifs de l'armée de France.

La caractéristisque de la morbidité vénérienne en Algérie-Tunisie, c'est la tendance à l'état stationnaire ou à l'augmentation (graphique I).

Depuis 1883, la morbidité par blennorrhagie (graphique II) oscille autour de 40 p. 1.000 hommes d'effectif. La morbidité par chancre mou (graphique III) présente des oscillations plus fortes aux environs de 16 p. 1.000. La morbidité par syphilis (graphique IV) augmente nettement; elle présente un maximum de 16,1 p. 1.000 en 1895, et atteint encore 14,6 p. 1.000 en 1900.

## II. — ARMÉE A L'INTÉRIEUR

### § 1° Blennorrhagie.

Cette affection est en décroissance constante. Elle descend par une courbe à peu près régulière de 37,8 p. 1.000 hommes d'effectif, en 1880, à 17,7 p. 1.000, en 1900 (graphique II).

### § 2° Chancre mou.

La fréquence du chancre mou a beaucoup diminué. Après avoir atteint, en 1881 et 1882, 14,1 p. 1.000 hommes d'effectif, elle est tombée à un minimum de 2,8 p. 1.000 en 1897, 2,9 en 1898, 3,5 en 1900 (graphique III).

### *Distribution topographique des cas de blennorrhagie et de chancre mou.*

La comparaison de la morbidité par blennorrhagie et par chancre mou à vingt ans d'intervalle montre que la distribution topographique est restée comparable dans ses grandes lignes (voir les cartes I et II).

L'Algérie-Tunisie (dont les chiffres de morbidité n'ont pas été figurés sur les cartes) est toujours plus atteinte que les corps d'armée les plus chargés de l'intérieur.

En France, ce sont les corps d'armée du midi et le III$^e$ corps (Rouen) qui sont les plus éprouvés.

Les IV$^e$, X$^e$ et XI$^e$ corps sont en progrès très sensible pendant la période 1896-1900 et se classent parmi les plus favorisés.

## § 3° Syphylis.

### *Fréquence de la syphilis dans l'armée.*

La courbe de la syphilis présente, d'une manière générale, une tendance à décroître. Après avoir oscillé, de 1884 à 1893, autour de 8, 5 p. 1.000, elle est descendue régulièrement au minimum de 5, 5 p. 1.000 en 1897; en 1900, elle atteint 6, 3 p. 1.000 (graphique IV).

Il est parfaitement vrai que la proportion des syphilitiques a diminué dans l'armée, à l'intérieur; le chiffre absolu des cas de syphilis a aussi diminué. Cependant, il faut noter que depuis la loi de 1889, qui a institué le service de trois ans, un plus grand nombre d'hommes passent sous les drapeaux. Avant 1890, la moyenne annuelle des syphilitiques était d'environ 3.600 (1), dont le quart, soit 900, étaient libérés chaque année avec le quart du contingent. Depuis 1890, la moyenne annuelle des syphilitiques est d'environ 3.300, dont le tiers, soit 1.100, sont libérés chaque année avec le tiers du contingent. D'où résulte ce fait paradoxal que l'armée a moins de syphilitiques qu'autrefois et que, cependant, elle en rend

---

(1) Sous réserve d'une réduction à faire pour ce motif que la statistique inscrit non pas le total des hommes atteints mais le total des cas traités.

un plus grand nombre à la vie civile. Nous rappelons ici que les chiffres cités plus haut sont majorés par les entrées multiples d'un même malade à l'hôpital. Les rapports particuliers signalent chaque année 200 à 300 de ces entrées faisant double emploi ; mais cette indication, qui est en dehors des tableaux statistiques, n'est pas régulièrement donnée, de sorte qu'en diminuant de 200 à 300 les chiffres cités, qui représentent des entrées à l'hôpital, on obtient encore des nombres supérieurs au total vrai des syphilitiques.

### *Nombre des syphilis contractées dans l'armée.*

Il serait intéressant de connaître le nombre des syphilis contractées dans l'armée. La statistique actuelle enregistre en bloc tous les cas de syphilis et ne permet pas de fournir ce renseignement (à partir de 1901, il a été prescrit de relever séparément les cas de syphilis primaire, secondaire et tertiaire). On peut cependant obtenir quelques indications à ce sujet en étudiant la répartition de la syphilis par mois. De janvier à septembre la courbe des entrées à l'hôpital ou à l'infirmerie pour syphilis ne présente que de faibles oscillations ; le graphique V, qui donne le chiffre absolu de ces entrées, montre qu'en septembre et octobre, par suite de la libération de la classe et de la diminution des effectifs, il se produit une diminution brusque, jusqu'à 250 environ. En novembre, par suite de l'incorporation du nouveau contingent, ce chiffre double brusquement et monte à une valeur qui ne sera plus jamais atteinte ; l'excédent des entrées ne peut être attribué qu'aux recrues arrivant au corps déjà syphilisées ; il est, d'ailleurs, bien évident que cet excédent n'indique pas la totalité des recrues syphilitiques, mais seulement celles qui, au moment de leur arrivée au corps, présentent des accidents apparents.

Les mêmes faits se reproduisent chaque année avec une constance remarquable, il y a donc lieu de noter la valeur relative de cette syphilis d'importation.

### *Répartition des cas de syphilis suivant le grade*
### *et l'ancienneté de service.*

L'étude comparée de la morbidité syphilitique des sous-officiers, des anciens soldats et des jeunes soldats fournit quelques données intéressantes (graphique VI).

Les sous-officiers, qui étaient autrefois les plus atteints, sont aujourd'hui les plus favorisés. Le chiffre de leurs admissions à l'hôpital ou à l'infirmerie passe de 16,7 p. 1.000 en 1875, à 6,7 p. 1.000 en 1889 et 5,6 p. 1.000 en 1900.

Les anciens soldats comptent le plus grand nombre de malades, et cela est dans la règle puisque, aux hommes qui contractent la syphilis au cours de leur deuxième ou troisième année de service, viennent s'ajouter presque tous ceux qui ont contracté la maladie pendant leur première année et qui reviennent une ou plusieurs fois à l'infirmerie ou à l'hôpital pour y faire soigner leurs accidents secondaires. On remarque cependant que la morbidité respective des anciens soldats et des jeunes soldats présente un écart très considérable jusque vers 1892 et que, depuis lors, cet écart diminue de telle sorte qu'en 1900 il disparaît, ce qui prouve que les cas de syphilis contractés pendant les deuxième et troisième années de service sont de moins en moins fréquents.

Si l'on rapproche cette observation de celle que nous avons déjà faite au sujet des recrues qui arrivent au corps avec des accidents de syphilis apparents, on sera forcé de conclure qu'un grand nombre des hommes qui sortent de l'armée syphilitiques étaient déjà syphilitiques avant d'y entrer.

*Distribution topographique des cas de syphilis.*

L'étude de la répartition des cas de syphilis par régions ou par garnisons ne révèle aucune localisation ayant un véritable caractère de fixité.

Si l'on recherche quels corps d'armée ont eu, pendant deux périodes de cinq années, à vingt ans d'intervalle, les moyennes les plus élevées, on constate que deux corps d'armée seulement, le 3e et le 18e, font partie de ce groupe pendant les deux périodes (voir sur les cartes I et II le carton D, syphilis (1876-1880), syphilis (1896-1900).

De même on a marqué sur les cartes III et IV les 25 villes les plus atteintes en 1888 d'une part, en 1899 d'autre part ; la fréquence relative des cas de syphilis est notée par un, deux ou trois traits. On voit, contrairement aux suppositions qu'on serait tenté de faire, que ce ne sont pas les grandes villes, ni les grands ports qui présentent la plus forte morbidité. On doit en conclure que la morbidité syphilitique est influencée surtout par des circonstances locales, parmi lesquelles il semble qu'on doive placer au premier rang la surveillance plus ou moins exacte de la prostitution.

*Statistique comparée des principales armées européennes.*

Si l'on compare entre elles, au point de vue spécial que nous étudions, les principales armées européennes, on constate que l'armée allemande occupe une situation privilégiée; c'est elle qui a, proportionnellement à son effectif, le moins de maladies vénériennes et le moins de syphilis. Après elle, et à faible distance, vient l'armée française, puis, dans l'ordre, la Russie, l'Autriche-Hongrie, l'Italie, l'Angleterre (voir graphique VII). Les maladies vénériennes sont beaucoup plus fréquentes dans l'armée anglaise que dans toutes les autres armées ; c'est ainsi que, malgré l'amélioration considérable observée de 1888 à 1899, on observe encore en cette dernière année une proportion de syphilitiques presque 8 fois plus grande dans l'armée anglaise que dans l'armée française.

*Prophylaxie des maladies vénériennes dans l'armée française.*

Les moyens prophylactiques, adoptés dans l'armée française, se réduisent essentiellement aux mesures suivantes :

1° Instruire les officiers et les soldats du danger des maladies vénériennes ;

2° Reconnaître les hommes qui sont atteints de ces maladies ;

3° Leur assurer un traitement efficace qui sera continué aussi longtemps que possible ;

4° Signaler à la police locale les femmes qui auraient contaminé un soldat ;

5° Consigner à la troupe les établissements qui auraient été reconnus comme des foyers de contamination.

Ces mesures sont appliquées depuis longtemps ; elles ont été rappelées et précisées dans une circulaire ministérielle du 7 avril 1902 (voir pièces annexes).

L'instruction spéciale des officiers et des soldats est assurée par des conférences et par des conseils individuels ou collectifs que les médecins militaires donnent aux intéressés toutes les fois qu'ils en trouvent l'occasion.

En général, les hommes atteints de maladies vénériennes se présentent spontanément au médecin. Ils savent que leurs chefs ne leur infligeront, pour ce motif, aucune punition et que le médecin leur assurera les soins et le repos nécessaires. Les vénériens honteux ou les dissimulateurs peuvent être découverts dans bien des circonstances : d'abord à la visite d'incorporation qui est très minutieuse et très complète; puis à la visite de santé mensuelle à laquelle il est prescrit de donner un caractère individuel, chaque homme étant examiné isolément et séparément; enfin aux visites médicales que subissent réglementairement tous les permissionnaires, tous les hommes qui vont en congé, au départ comme au retour.

Les médecins militaires continuent à surveiller les vénériens, après leur sortie de l'infirmerie ou de l'hôpital, de manière à leur assurer un traitement régulier pendant tout le temps qu'ils passent dans l'armée. Malheureusement, la durée de cette surveillance est souvent trop courte et les médecins ne peuvent que donner de bons conseils aux hommes qui rentrent dans la vie civile étant encore en puissance d'accidents contagieux.

Les règlements militaires déclarent formellement que « le commandant d'armes a droit au concours de l'autorité civile pour toutes les mesures de recherche et de précaution qu'exige le soin de la santé des hommes ». Toutes les fois que ce concours est obtenu, il en résulte le plus grand bien.

Dans la séance du 10 octobre 1901 de la Société française de prophylaxie sanitaire et morale, M. Pinard a cité le fait suivant : Dans une grande ville de l'Est, le médecin-chef et le commandant d'armes étaient désolés de voir le chiffre des maladies vénériennes augmenter sans cesse parmi leurs hommes, en dépit de la surveillance et des mesures les plus attentives. Sur ces entrefaites, le maire de la ville tomba malade et fut remplacé par un premier adjoint qui se trouvait être un médecin et qui s'entendit avec le commandant d'armes. Ce dernier fit surveiller, soigner et isoler les vénériens, mais de son côté, l'adjoint fit surveiller, soigner et isoler les femmes malades de la ville dont quelques-unes furent même expulsées, et, dès lors, en proportion directe de cette synergie des pouvoirs, les cas de maladies vénériennes diminuèrent dans des proportions considérables. Aujourd'hui, quelques mois à peine après ces efforts accomplis en commun par les autorités compétentes et associées pour le bien général, la garnison de la ville n'a plus qu'un nombre minime d'affections vénériennes.

Il semble bien, en effet, que là soit le nœud de la question. On a vu par l'énumération des mesures prophylactiques adoptées dans l'armée, qu'il est difficile de faire plus et mieux qu'on ne fait; ces mesures sont très utilement complétées par l'interdiction absolue de vendre des boissons alcooliques dans les casernes; non seulement cette interdiction apporte une entrave sérieuse au développement de l'alcoolisme, mais encore elle a le mérite de signaler expressément le danger de l'alcool et de restreindre le nombre des clients de ces cabarets où l'on va boire d'abord et se syphiliser ensuite. Dans le même ordre d'idées, le ministre de la guerre se préoccupe de généraliser, dans les casernes, les salles de récréation et de lecture et de retenir ainsi les soldats dans un milieu moralisateur. Le concours des autorités civiles peut augmenter dans une proportion très considérable l'efficacité des mesures prescrites par les autorités militaires. Lorsqu'on voit des petites villes comme Menton, Salon, Blaye, La Flèche, figurer, en 1899, aux premiers rangs des garnisons les plus atteintes par la syphilis (Carte IV), alors que Bordeaux, Lille, Toulon, le Havre, Nancy ne sont pas inscrites sur cette liste, on ne peut se défendre de croire qu'une surveillance plus exacte aurait permis d'obtenir dans ces garnisons les résultats que M. Pinard a constatés dans une grande ville de l'Est. Et la preuve que la situation de 1899 tient à des circonstances locales est donnée par ce fait que Menton, Salon, Blaye, La Flèche ne se retrouvent pas sur la liste des garnisons qui ont présenté, en 1888, la plus forte proportion de syphilitiques (Carte III).

Il est malheureusement certain que la brièveté du service militaire, le renouvellement fréquent des classes sous les drapeaux, les appels de réservistes et de territoriaux dans les villes, multiplient tout à la fois les occasions de contracter la syphilis et le nombre des hommes à qui ces occasions sont offertes.

D'autre part, cette brièveté du service et les appels pour de courtes périodes ont un autre inconvénient au point de vue de la diffusion de la syphilis : l'armée ne garde plus ses malades assez longtemps pour les guérir, et, quand le jour de la libération arrive, aucune disposition législative ne permet de retenir à l'hôpital, contre leur gré, les hommes atteints d'accidents contagieux. Il est bien évident qu'on ne saurait avoir la prétention de renvoyer guéris, ou seulement inoffensifs, les réservistes ou les territoriaux qui contractent la syphilis pendant leurs périodes d'exercices, pas plus que les hommes qui sont atteints de la maladie pendant les derniers mois de leur troisième année.

### CONCLUSIONS

Les faits qui viennent d'être exposés semblent justifier les conclusions suivantes :

1° Le nombre des maladies vénériennes dans l'armée, en France, a diminué, depuis vingt ans, dans une proportion considérable et d'une manière à peu près continue.

2° Malgré cette amélioration bien constatée, l'armée actuelle, avec ses troupes casernées dans les villes et fréquemment renouvelées par le service à court terme et les appels de réservistes et de territoriaux, favorise nécessairement, dans une certaine mesure, la diffusion des maladies vénériennes.

3° Un grand nombre de ces maladies, et particulièrement un grand nombre de syphilis, ont été contractées par les jeunes soldats avant leur entrée au service.

4° Les autorités militaires appliquent, avec le plus grand soin, dans la limite de leurs attributions, les mesures les plus propres à assurer la prophylaxie des maladies vénériennes.

5° Les autorités civiles peuvent augmenter beaucoup l'efficacité de ces mesures en faisant exercer une surveillance active de la prostitution.

# Rapport sur l'évolution et la prophylaxie des maladies vénériennes dans l'armée française

## PIÈCES ANNEXES (13)

## I. — MALADIES VÉNÉRIENNES (Syphilis, Chancre mou, Blennorrhagie.)

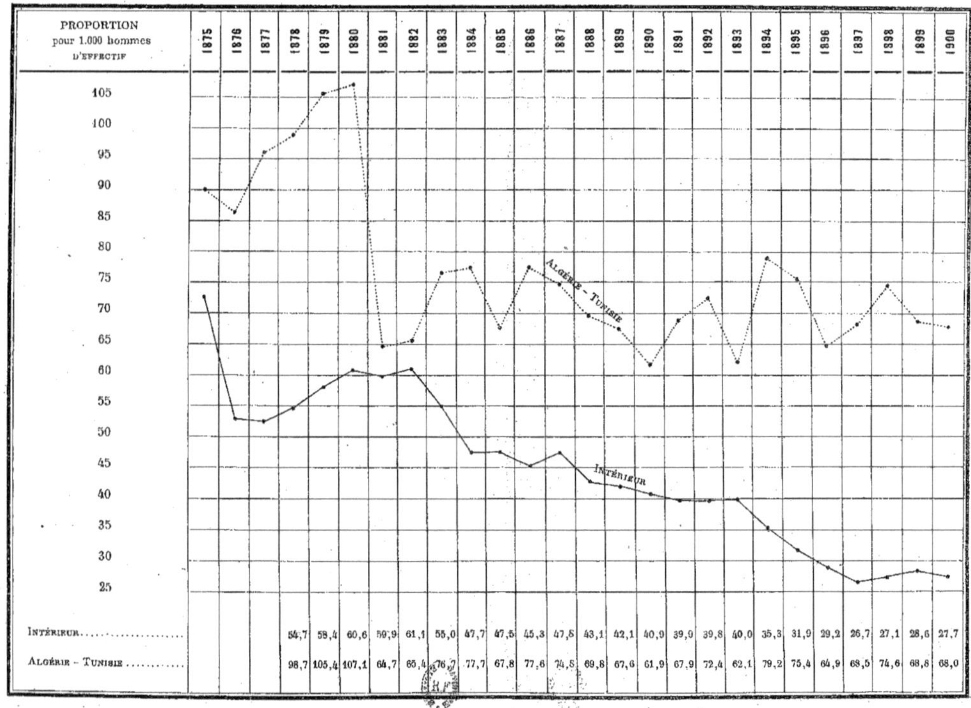



__________ Intérieur ; ................Algérie — Tunisie.

| | 1875 | 1876 | 1877 | 1878 | 1879 | 1880 | 1881 | 1882 | 1883 | 1884 | 1885 | 1886 | 1887 | 1888 | 1889 | 1890 | 1891 | 1892 | 1893 | 1894 | 1895 | 1896 | 1897 | 1898 | 1899 | 1900 |
|---|---|---|---|---|---|---|---|---|---|---|---|---|---|---|---|---|---|---|---|---|---|---|---|---|---|---|
| Intérieur | | | | 54,7 | 58,4 | 60,6 | 59,9 | 61,1 | 55,0 | 47,7 | 47,5 | 45,3 | 47,8 | 43,1 | 42,1 | 40,9 | 39,9 | 39,8 | 40,0 | 35,3 | 31,9 | 29,2 | 26,7 | 27,1 | 28,6 | 27,7 |
| Algérie - Tunisie | | | | 98,7 | 105,4 | 107,1 | 64,7 | 65,4 | 76,7 | 77,7 | 67,8 | 77,6 | 74,8 | 69,8 | 67,6 | 61,9 | 67,9 | 72,4 | 62,1 | 79,2 | 75,4 | 64,9 | 68,5 | 74,6 | 68,8 | 68,0 |

## II. — BLENNORRHAGIE (1875 — 1900)

*———————— Intérieur ; ................ Algérie — Tunisie.*

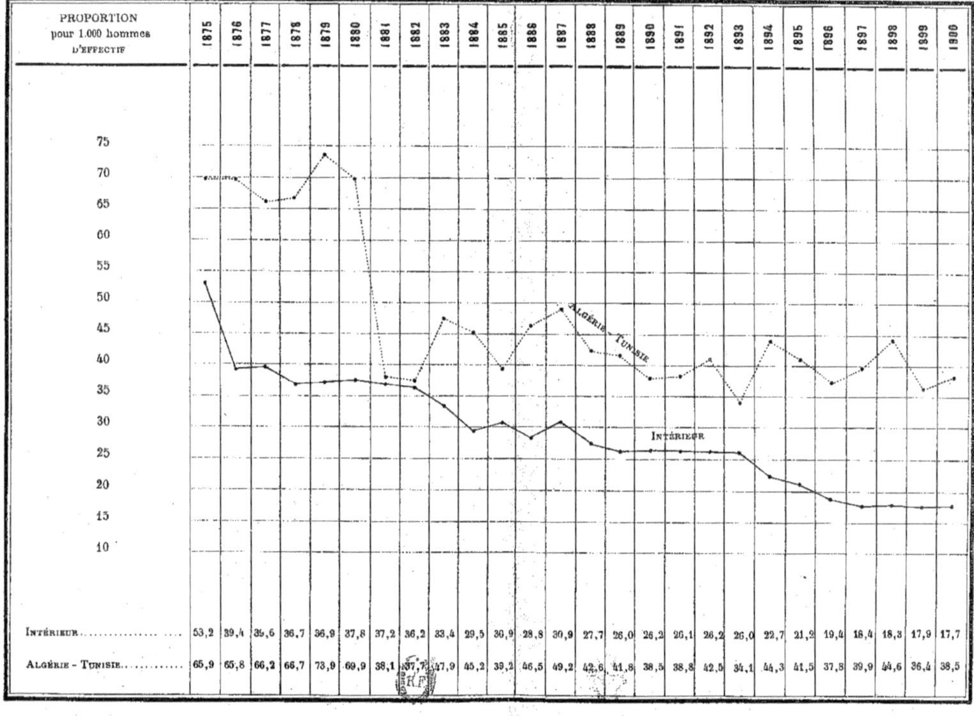



| PROPORTION pour 1.000 hommes D'EFFECTIF | 1875 | 1876 | 1877 | 1878 | 1879 | 1880 | 1881 | 1882 | 1883 | 1884 | 1885 | 1886 | 1887 | 1888 | 1889 | 1890 | 1891 | 1892 | 1893 | 1894 | 1895 | 1896 | 1897 | 1898 | 1899 | 1900 |
|---|---|---|---|---|---|---|---|---|---|---|---|---|---|---|---|---|---|---|---|---|---|---|---|---|---|---|
| Intérieur | 53,2 | 39,4 | 35,6 | 36,7 | 36,9 | 37,8 | 37,2 | 36,2 | 33,4 | 29,5 | 30,9 | 28,8 | 30,9 | 27,7 | 26,0 | 26,2 | 26,1 | 26,2 | 26,0 | 22,7 | 21,2 | 19,4 | 18,4 | 18,3 | 17,9 | 17,7 |
| Algérie - Tunisie | 65,9 | 65,8 | 66,2 | 66,7 | 73,9 | 69,9 | 38,1 | 37,7 | 47,9 | 45,2 | 39,2 | 46,5 | 49,2 | 42,6 | 41,8 | 38,5 | 38,8 | 42,5 | 34,1 | 44,3 | 41,5 | 37,8 | 39,9 | 44,6 | 36,4 | 38,5 |

## III. — CHANCRE MOU (1875 — 1900)

__________ Intérieur ; .................... Algérie — Tunisie.

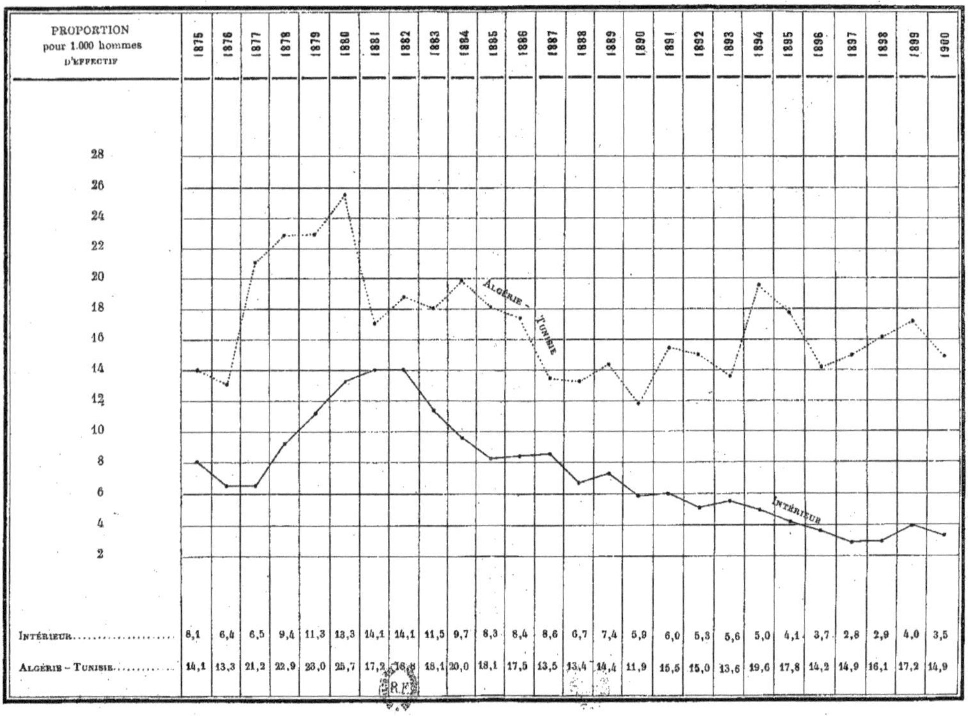

| | 1875 | 1876 | 1877 | 1878 | 1879 | 1880 | 1881 | 1882 | 1883 | 1884 | 1885 | 1886 | 1887 | 1888 | 1889 | 1890 | 1891 | 1892 | 1893 | 1894 | 1895 | 1896 | 1897 | 1898 | 1899 | 1900 |
|---|---|---|---|---|---|---|---|---|---|---|---|---|---|---|---|---|---|---|---|---|---|---|---|---|---|---|
| Intérieur | 8,1 | 6,4 | 6,5 | 9,4 | 11,3 | 13,3 | 14,1 | 14,1 | 11,5 | 9,7 | 8,3 | 8,4 | 8,6 | 6,7 | 7,4 | 5,9 | 6,0 | 5,3 | 5,6 | 5,0 | 4,1 | 3,7 | 2,8 | 2,9 | 4,0 | 3,5 |
| Algérie – Tunisie | 14,1 | 13,3 | 21,2 | 22,9 | 23,0 | 25,7 | 17,2 | 18,8 | 18,1 | 20,0 | 18,1 | 17,5 | 13,5 | 13,4 | 14,4 | 11,9 | 15,5 | 15,0 | 13,6 | 19,6 | 17,8 | 14,2 | 14,9 | 16,1 | 17,2 | 14,9 |

## IV. — SYPHILIS (1875 — 1900)

———— *Intérieur ;* .............. *Algérie — Tunisie.*

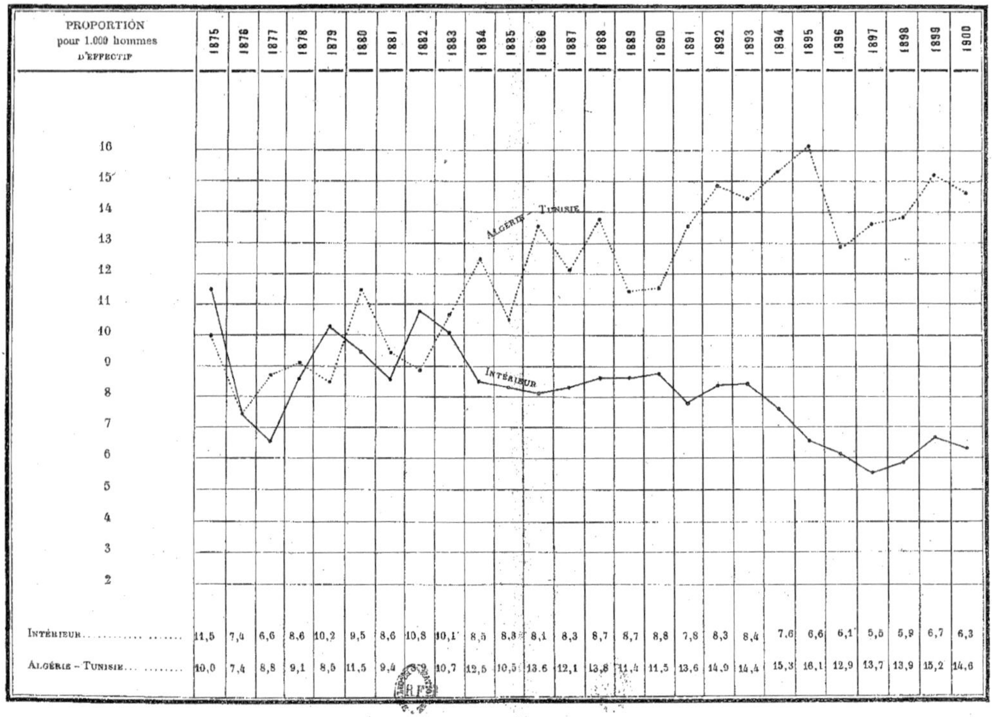


| PROPORTION pour 1.000 hommes d'effectif | 1875 | 1876 | 1877 | 1878 | 1879 | 1880 | 1881 | 1882 | 1883 | 1884 | 1885 | 1886 | 1887 | 1888 | 1889 | 1890 | 1891 | 1892 | 1893 | 1894 | 1895 | 1896 | 1897 | 1898 | 1899 | 1900 |
|---|---|---|---|---|---|---|---|---|---|---|---|---|---|---|---|---|---|---|---|---|---|---|---|---|---|---|
| Intérieur | 11,5 | 7,4 | 6,6 | 8,6 | 10,2 | 9,5 | 8,6 | 10,8 | 10,1 | 8,5 | 8,3 | 8,1 | 8,3 | 8,7 | 8,7 | 8,8 | 7,8 | 8,3 | 8,4 | 7.6 | 6,6 | 6,1 | 5,5 | 5,9 | 6,7 | 6,3 |
| Algérie - Tunisie | 10,0 | 7,4 | 8,8 | 9,1 | 8,5 | 11,5 | 9,4 | 8,9 | 10,7 | 12,5 | 10,5 | 13.6 | 12,1 | 13,8 | 11,4 | 11,5 | 13,6 | 14,9 | 14,4 | 15,3 | 16,1 | 12,9 | 13,7 | 13,9 | 15,2 | 14,6 |

## V. — SYPHILIS  PAR  MOIS

### (1896 — 1900.)

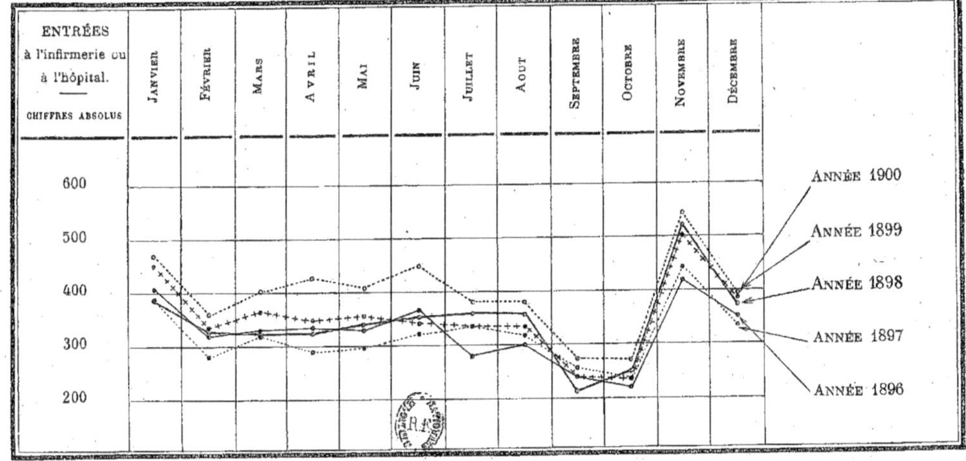

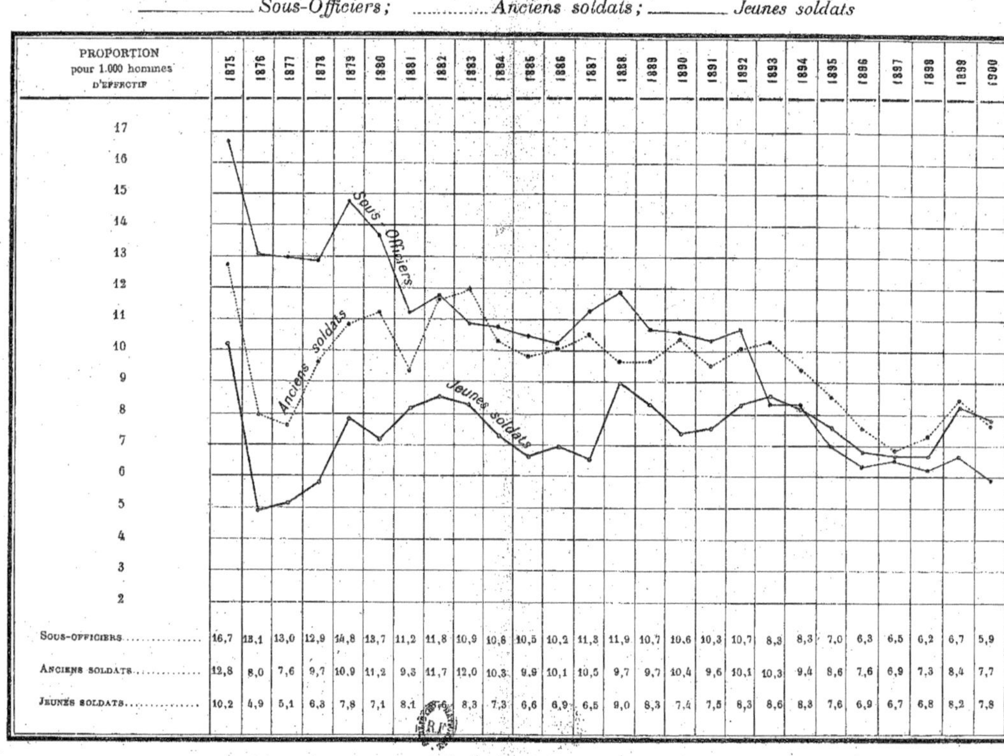



| | 1875 | 1876 | 1877 | 1878 | 1879 | 1880 | 1881 | 1882 | 1883 | 1884 | 1885 | 1886 | 1887 | 1888 | 1889 | 1890 | 1891 | 1892 | 1893 | 1894 | 1895 | 1896 | 1897 | 1898 | 1899 | 1900 |
|---|---|---|---|---|---|---|---|---|---|---|---|---|---|---|---|---|---|---|---|---|---|---|---|---|---|---|
| Sous-officiers | 16,7 | 13,1 | 13,0 | 12,9 | 14,8 | 13,7 | 11,2 | 11,8 | 10,9 | 10,8 | 10,5 | 10,2 | 11,3 | 11,9 | 10,7 | 10,6 | 10,3 | 10,7 | 8,3 | 8,3 | 7,0 | 6,3 | 6,5 | 6,2 | 6,7 | 5,9 |
| Anciens soldats | 12,8 | 8,0 | 7,6 | 9,7 | 10,9 | 11,2 | 9,3 | 11,7 | 12,0 | 10,3 | 9,9 | 10,1 | 10,5 | 9,7 | 9,7 | 10,4 | 9,6 | 10,1 | 10,3 | 9,4 | 8,6 | 7,6 | 6,9 | 7,3 | 8,4 | 7,7 |
| Jeunes soldats | 10,2 | 4,9 | 5,1 | 6,3 | 7,8 | 7,1 | 8,1 | 7,6 | 8,3 | 7,3 | 6,6 | 6,9 | 6,5 | 9,0 | 8,3 | 7,4 | 7,5 | 8,3 | 8,6 | 8,3 | 7,6 | 6,9 | 6,7 | 6,8 | 8,2 | 7,8 |

# VII. — MALADIES VÉNÉRIENNES DANS LES PRINCIPALES ARMÉES

POUR 1.000 HOMMES D'EFFECTIF

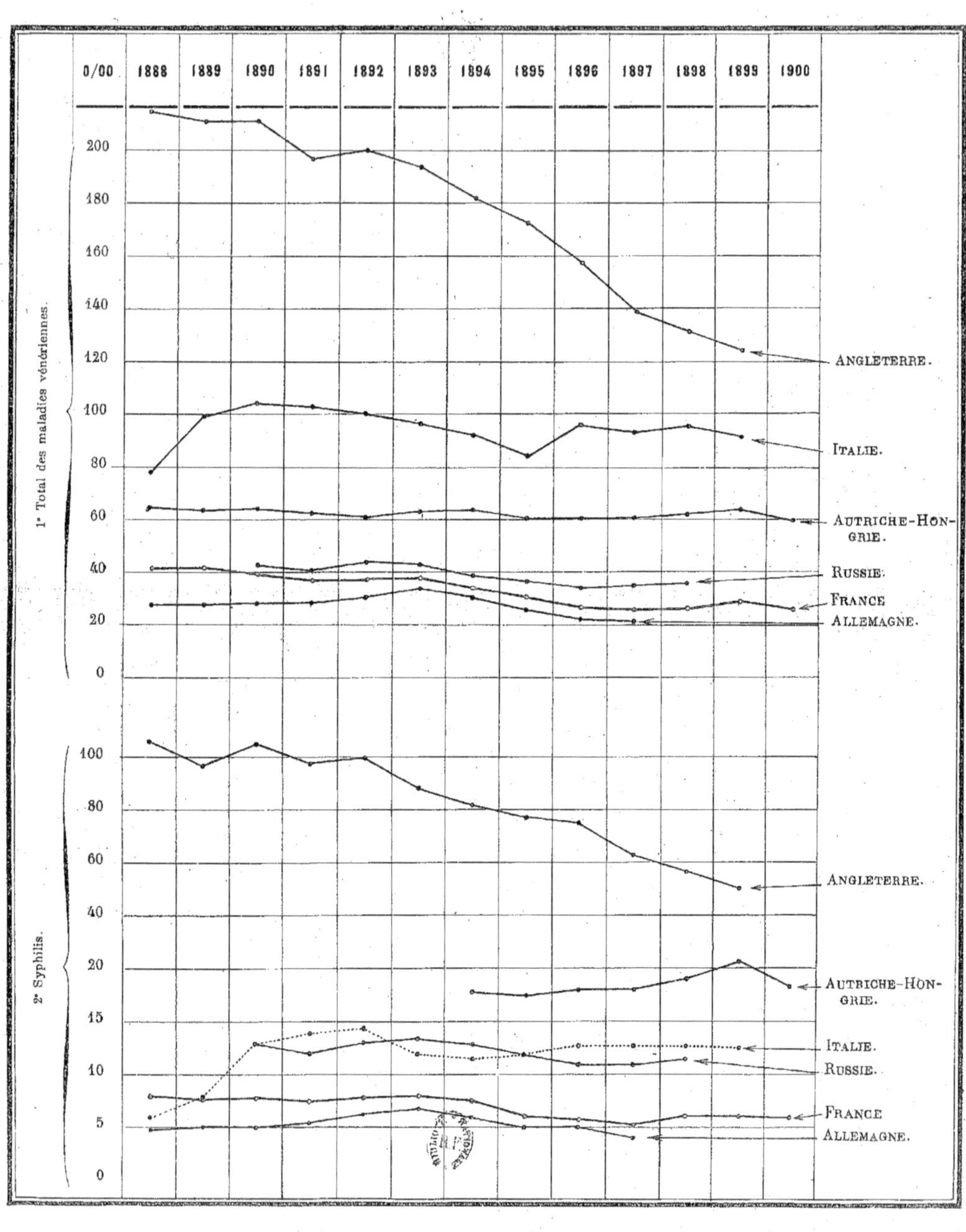

| DÉSIGNATION DES MALADIES | | 1888 | 1889 | 1890 | 1891 | 1892 | 1893 | 1894 | 1895 | 1896 | 1897 | 1898 | 1899 | 1900 | OBSERVATIONS |
|---|---|---|---|---|---|---|---|---|---|---|---|---|---|---|---|---|
| Allemagne | Syphilis | 5,9 | 5,4 | 5,4 | 5,7 | 7,1 | 7,6 | 6,8 | 5,9 | 4,7 | 4,4 | 4,3 | » | » | |
| | Chancre mou | 4,6 | 5,4 | 5,4 | 4,4 | 4,6 | 6,7 | 6,4 | 4,3 | 3,4 | 3,1 | 2,7 | » | » | |
| | Blennorrhagie | 15,2 | 15,9 | 16,3 | 17,8 | 17,9 | 18,6 | 16,9 | 15,4 | 13,8 | 13,5 | 12,9 | » | » | |
| Total des maladies vénériennes | | 26,7 | 26,7 | 27,1 | 27,9 | 29,6 | 32,9 | 29,8 | 25,6 | 21,9 | 21,0 | 19,9 | » | » | |
| Autriche-Hongrie | Syphilis | » | » | » | » | » | » | 18,4 | 17,8 | 18,1 | 17,9 | 19,2 | 21,3 | 18,8 | |
| | Chancre mou | » | » | » | » | » | » | 13,5 | 11,3 | 11,8 | 11,7 | 11,2 | 11,3 | 10,8 | |
| | Blennorrhagie | » | » | » | » | » | » | 32,9 | 31,9 | 31,5 | 31,0 | 31,1 | 31,4 | 30,1 | |
| Total des maladies vénériennes | | 65,4 | 65,3 | 65,4 | 63,7 | 61,6 | 64,5 | 64,8 | 61,0 | 61,4 | 60,6 | 61,5 | 64,0 | 59,7 | |
| Russie | Syphilis | » | » | 13,3 | 12,3 | 13,8 | 13,5 | 13,1 | 12,0 | 10,9 | 10,7 | 11,8 | » | » | |
| | Chancre mou | » | » | 7,3 | 7,0 | 8,0 | 8,3 | 7,2 | 5,9 | 5,6 | 5,9 | 5,6 | » | » | |
| | Blennorrhagie | » | » | 22,4 | 22,2 | 22,8 | 21,3 | 19,2 | 18,2 | 18,4 | 18,8 | 18,9 | » | » | |
| Total des maladies vénériennes | | » | » | 43,0 | 41,5 | 44,6 | 43,1 | 39,5 | 36,1 | 34,9 | 35,4 | 36,3 | » | » | |
| Grande-Bretagne (Intérieur) | Syphilis | 106,5 | 97,5 | 106,4 | 98,3 | 100,5 | 88,7 | 82,5 | 77,9 | 75,8 | 63,5 | 57,2 | 51,3 | » | |
| | Chancre mou | 26,9 | 21,7 | 16,5 | 14,0 | 12,4 | 17,6 | 20,8 | 20,3 | 13,7 | 12,2 | 11,4 | 11,2 | » | |
| | Blennorrhagie | 91,1 | 92,9 | 89,4 | 85,1 | 88,3 | 88,3 | 79,1 | 75,6 | 68,8 | 64,0 | 64,1 | 59,9 | » | |
| Total des maladies vénériennes | | 224,5 | 212,1 | 212,3 | 197,4 | 201,2 | 194,6 | 182,4 | 173,8 | 158,3 | 139,7 | 132,7 | 122,4 | » | |
| Italie | Syphilis | 5,9 | 8,6 | 13,7 | 14,0 | 14,5 | 12,6 | 12,3 | 12,0 | 13,2 | 13,2 | 13,3 | 13,4 | » | Cette répartition par groupes ne comprend que les maladies vénériennes traitées dans les *hôpitaux militaires*. |
| | Chancre mou | 21,4 | 34,3 | 31,7 | 30,7 | 29,4 | 26,9 | 24,0 | 22,8 | 29,0 | 23,9 | 20,2 | 20,7 | » | |
| | Blennorhagie | 22,1 | 24,6 | 25,3 | 27,4 | 25,5 | 26,1 | 26,4 | 25,7 | 27,3 | 28,2 | 31,6 | 31,5 | » | |
| Total des maladies vénériennes | | 79,0 | 99,0 | 104,0 | 103,0 | 100,0 | 97,0 | 92,0 | 85,0 | 97,0 | 93,0 | 96,0 | 93,0 | » | Total des maladies vénériennes traitées dans les *hôpitaux militaires, civils et dans les infirmeries*. |
| France (Intérieur) | Syphilis | 8,7 | 8,7 | 8,8 | 7,8 | 8,3 | 8,4 | 7,6 | 6,6 | 6,1 | 5,5 | 5,9 | 6,7 | 6,3 | |
| | Chancre mou | 6,7 | 7,4 | 5,9 | 6,0 | 5,3 | 5,6 | 5,0 | 4,1 | 3,7 | 2,8 | 2,9 | 4,0 | 3,5 | |
| | Blennorrhagie | 27,7 | 26,0 | 26,2 | 26,1 | 26,2 | 26,0 | 22,7 | 21,2 | 19,4 | 18,4 | 18,3 | 17,9 | 17,7 | |
| Total des maladies vénériennes | | 43,1 | 42,1 | 40,9 | 39,9 | 39,8 | 40,0 | 35,3 | 34,9 | 29,2 | 26,7 | 27,1 | 28,6 | 27,5 | |

# Carte I — Répartition des maladies vénériennes par corps d'armée

D'APRÈS LA MOYENNE DES CINQ ANNÉES 1876-1880

[ Les 9 corps d'armée les plus atteints sont grisés. ]

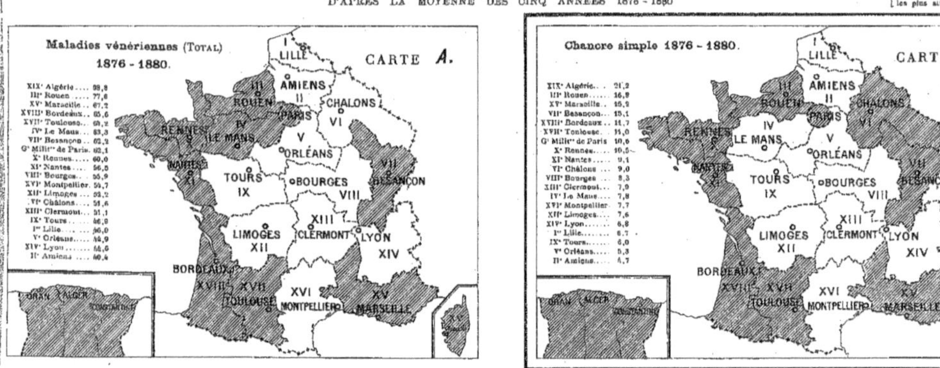

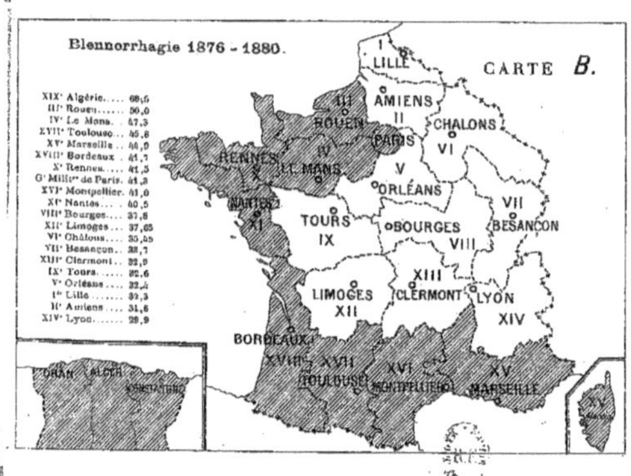

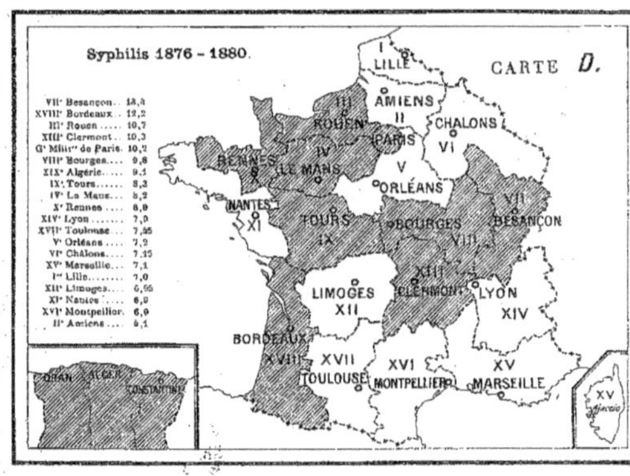

CARTE II. — Distribution des maladies vénériennes par corps d'armée

D'APRÈS LA MOYENNE DES CINQ DERNIÈRES ANNÉES (1896-1900)

(1) Le XX° corps d'armée n'y figure que pour les années 1898, 1899 et 1900.

[ Les 9 corps d'armée les plus atteints sont grisés. ]

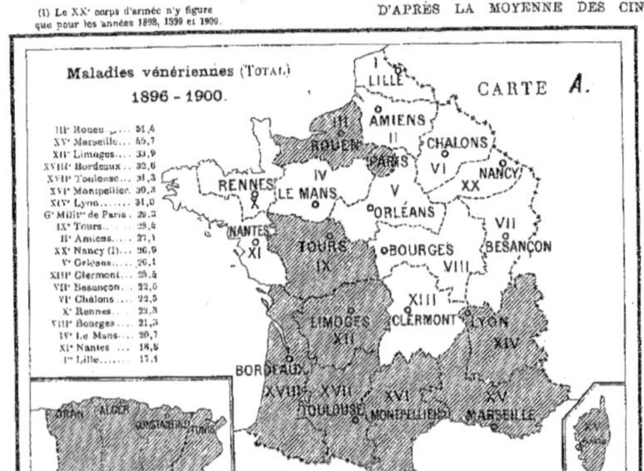



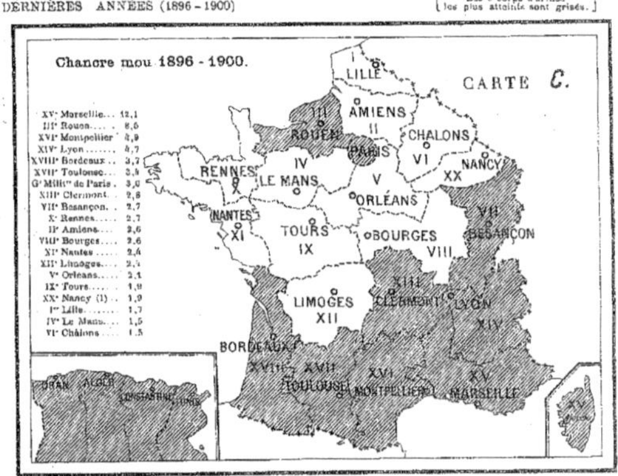



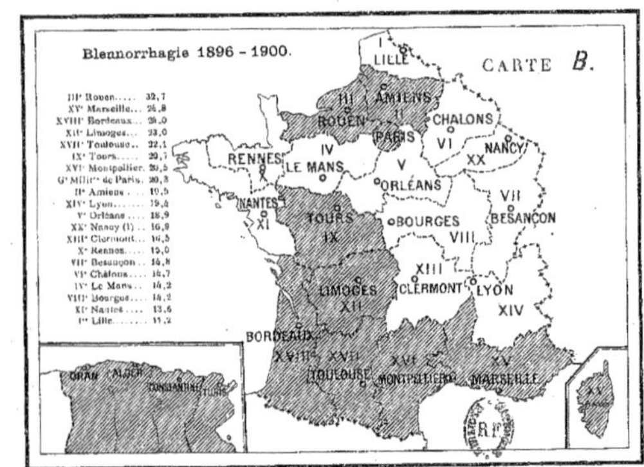



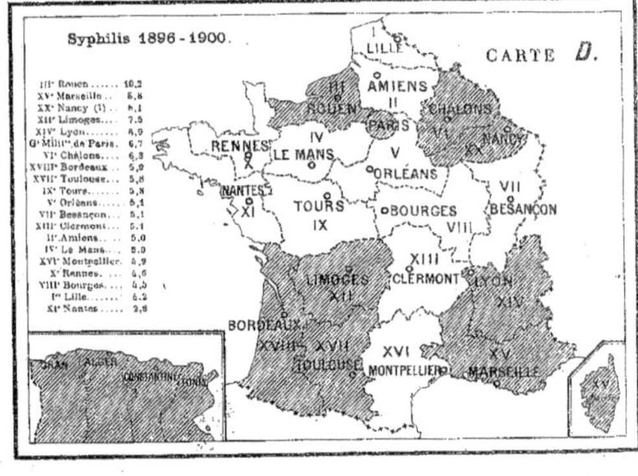

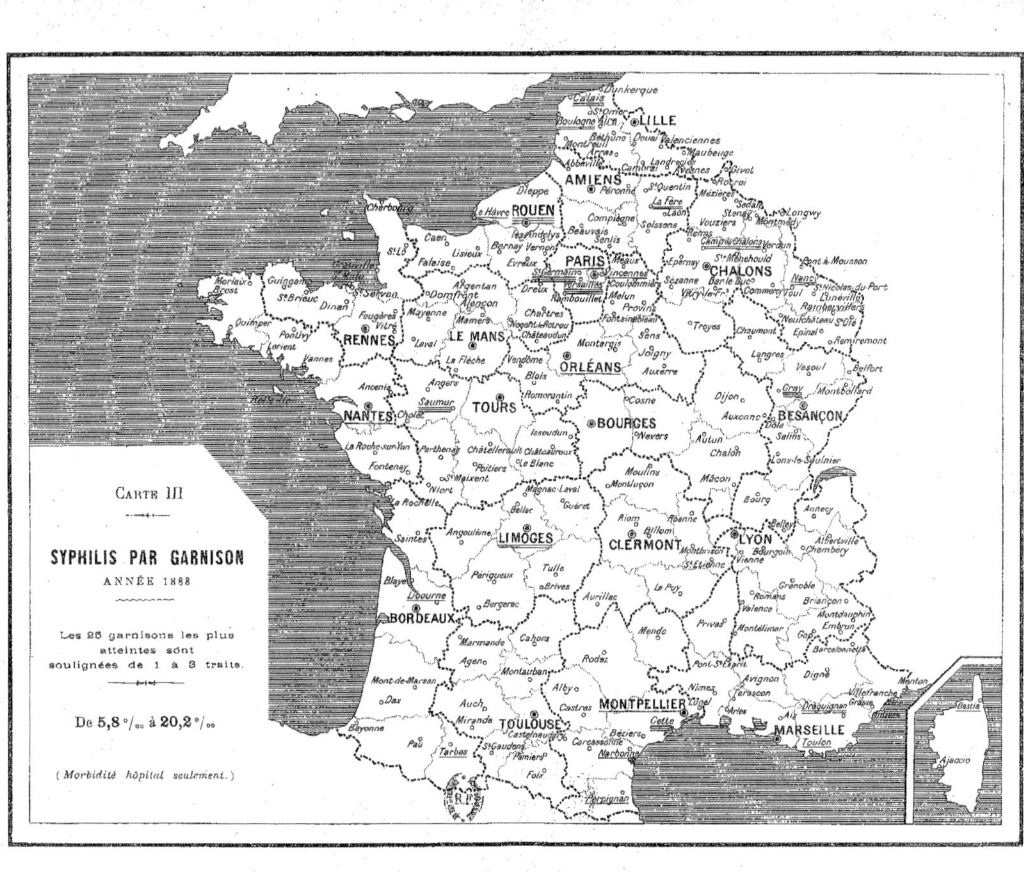

Carte III

SYPHILIS PAR GARNISON
ANNÉE 1888

Les 25 garnisons les plus
atteintes sont
soulignées de 1 à 3 traits.

De 5,8 °/₀₀ à 20,2 °/₀₀

(Morbidité hôpital seulement.)

Dunkerque
Calais
St-Omer
Boulogne-s/-Mer
LILLE
Béthune
Douai
Valenciennes
Maubeuge
Montreuil
Arras
Landrecies
Avesnes
Givet
Abbeville
Cambrai
AMIENS
Péronne
St-Quentin
Rocroi
Mézières
Sedan
La Fère
Laon
Stenay
Montmédy
Longwy
Dieppe
Compiègne
Beauvais
Soissons
Reims
Vouziers
Verdun
Cherbourg
Le Havre
ROUEN
Senlis
Épernay
Camp de Châlons
Pont-à-Mousson
Caen
les Andelys
Ste-Menehould
Nancy
St-Lô
Bernay
Vernon
Meaux
CHALONS
St-Nicolas-du-Port
Falaise
Lisieux
Évreux
PARIS
Vincennes
Sézanne
Bar-le-Duc
Commercy
Toul
Lunéville
Morlaix
Granville
St-Malo
Argentan
St-Germain
Coulommiers
Vitry-le-Fr.
Raon-l'Étape
Brest
Guingamp
Sévran
Dormans
Versailles
Melun
Neufchâteau
St-Dié
Quimper
St-Brieuc
Dinan
Alençon
Dreux
Chartres
Provins
Fontainebleau
Troyes
Chaumont
Épinal
Remiremont
Pontivy
Fougères
Vitré
Mayenne
Mamers
Nogent-le-Rotrou
Châteaudun
Sens
Langres
Vesoul
Belfort
Lorient
Vannes
RENNES
Laval
LE MANS
Vendôme
Montargis
Joigny
Auxerre
Grav
Montbéliard
La Flèche
Blois
ORLÉANS
Dijon
Besançon
Ancenis
Angers
Romorantin
Cosne
Auxonne
Salins
NANTES
Cholet
Saumur
TOURS
BOURGES
Nevers
Autun
Chalon
Lons-le-Saunier
La Roche-sur-Yon
Perthenay
Châtellerault
Châteauroux
Issoudun
Moulins
Mâcon
Fontenay
Poitiers
Le Blanc
Montluçon
Bourg
Annecy
Niort
St-Maixent
Magnac-Laval
Guéret
Riom
Roanne
Belley
La Rochelle
Bellac
Billom
LYON
Albertville
Angoulême
LIMOGES
CLERMONT
Montbrison
Bourgoin
Chambéry
Saintes
Tulle
St-Étienne
Vienne
Périgueux
Brives
Le Puy
Grenoble
Blaye
Bergerac
Aurillac
Romans
Briançon
Libourne
Valence
Montdauphin
BORDEAUX
Mende
Privas
Montélimar
Gap
Embrun
Marmande
Cahors
Pont-St-Esprit
Barcelonnette
Agen
Rodez
Digne
Menton
Mont-de-Marsan
Montauban
Alby
Nîmes
Avignon
Villefranche
Dax
Auch
Castres
Uzel
Tarascon
Arles
Draguignan
Grasse
Bastia
Mirande
TOULOUSE
MONTPELLIER
Cette
Aix
MARSEILLE
Bayonne
Castelnaudary
Béziers
Toulon
Pau
Tarbes
St-Gaudens
Carcassonne
Narbonne
Ajaccio
Pamiers
Foix
Perpignan

R F

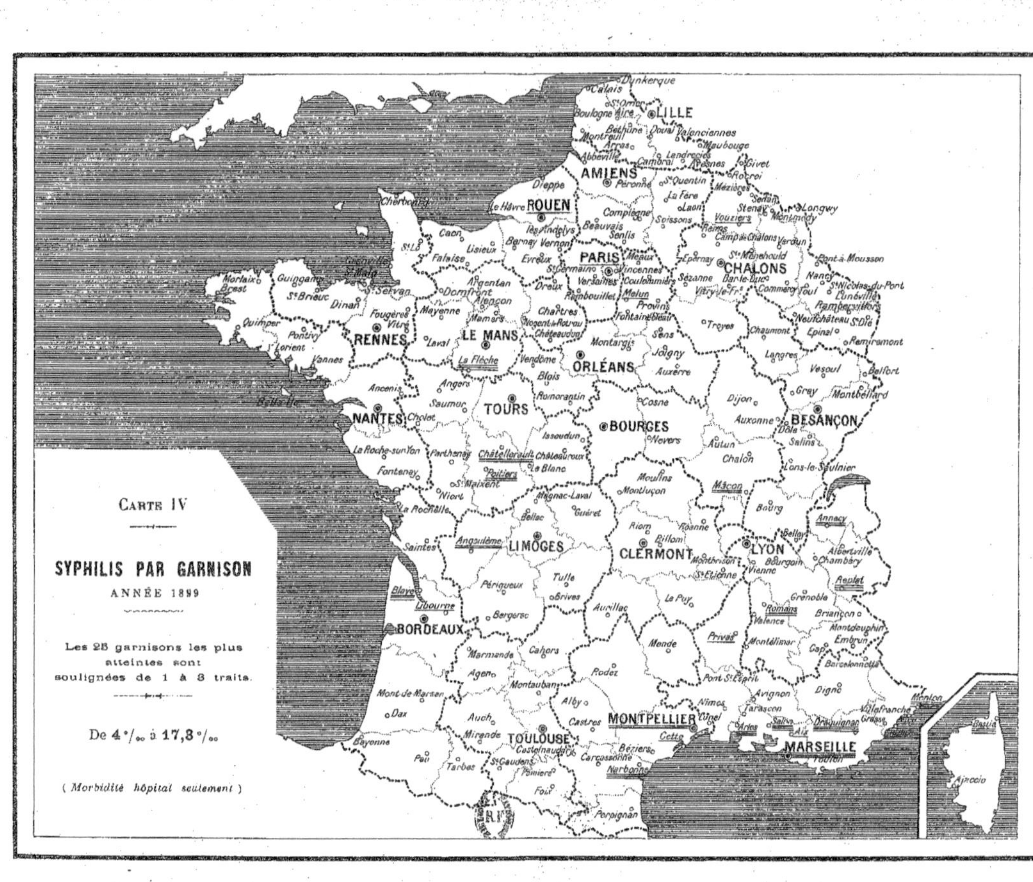
Carte IV

SYPHILIS PAR GARNISON
ANNÉE 1899

Les 25 garnisons les plus
atteintes sont
soulignées de 1 à 3 traits.

De 4 °/°° à 17,8 °/°°

( Morbidité hôpital seulement )

Dunkerque
Calais
St-Omer
LILLE
Boulogne-s/mer
Béthune Douai Valenciennes
Montreuil Maubouge
Arras
Abbeville Cambrai Avesnes Rocroi
AMIENS Péronne Givet
Dieppe La Fère Mézières Sedan
Le Hâvre ROUEN Quentin Longwy
Compiègne Laon Stenay Montmédy
Les Andelys Beauvais Soissons Vouziers Verdun
Cherbourg Bernay Vernon Senlis Reims Camp-de-Chalons
St-Lô Lisieux Evreux Meaux Epernay St-Ménehould Pont-à-Mousson
Caen Falaise St-Germain Vincennes CHALONS Nancy St-Nicolas-du-Port
Granville Argentan Versailles Coulommiers Sézanne Dante-Duc Toul Lunéville
St-Malo Dinan Dreux Rambouillet Melun Vitry-le-Fr Commercy Rambervillers
Morlaix Guingamp Servan Domfront Alençon Provins Neufchâteau St-Dié
Brest St-Brieuc Mayenne Mamers Chartres Fontainebleau Chaumont Epinal Remiremont
Quimper Vitré Fougères Nogent-le-Rotrou Montargis Sens Troyes Langres Vesoul Belfort
Pontivy RENNES Laval LE MANS Châteaudun Joigny Montbéliard
Lorient Vannes La Flèche Vendôme ORLÉANS Auxerre Dijon Gray Besançon
Angers Blois Cosne Auxonne Dola Salins
Belle-Ile Ancenis Saumur TOURS Romorantin BOURGES Autun Lons-le-Saulnier
NANTES Cholet Issoudun Nevers Chalon
La Roche-sur-Yon Parthenay Châtellerault Châteauroux Moulins Mâcon Bourg Annecy
Fontenay Poitiers Le Blanc Montluçon Bellay Albertville
St-Maixent Magnac-Laval Guéret Riom Roanne Chambéry
La Rochelle Niort Bellac Billom LYON
Saintes Angoulême LIMOGES CLERMONT Montbrison Bourgoin Grenoble Beplat
Périgueux Tulle St-Étienne Vienne
Blaye Brives Le Puy Romans Briançon
Libourne Bergerac Auvillac Valence Montdauphin
BORDEAUX Privas Montélimar Gap Embrun
Marmande Cahors Mende Barcelonnette
Agen Rodez Avignon Digne
Mont-de-Marsen Montauban Pont St-Esprit Monico
Dax Alby Nîmes Tarascon Villefranche Grasse
Auch Castres MONTPELLIER Uzel Arles Aix Draguignan
Bayonne Mirande TOULOUSE Cette Salon
Pau Castelnaudary Béziers MARSEILLE Toulon
Tarbes St-Gaudens Carcassonne Narbonne
Pamiers Bastia
Foix
Perpignan Ajaccio

PROPHYLAXIE DES MALADIES VÉNÉRIENNES DANS L'ARMÉE

A la date du 7 avril 1902, le ministre de la guerre a décidé l'adoption des mesures suivantes concernant la prophylaxie des maladies vénériennes dans l'armée :

1° Une des conférences d'hygiène faites par les médecins des corps de troupe aux officiers et aux sous-officiers sera consacrée à l'exposé du péril vénérien et aux moyens de le combattre.

2° Il y a lieu de multiplier les conseils individuels ou collectifs, donnés aux soldats par les médecins, touchant ces graves affections.

3° La visite de santé mensuelle prescrite par le règlement sur le service intérieur aura un caractère *individuel*, chaque homme étant examiné *isolément et séparément*. Elle portera sur l'organisme entier.

4° Des mesures seront prises pour que les sous-officiers puissent se présenter à la consultation du médecin avec toutes garanties de discrétion vis-à-vis de leurs subordonnés.

5° La surveillance sanitaire des vénériens sera assurée au moyen d'un registre spécial ou de fiches individuelles tenus par le médecin et mis à l'abri de toute indiscrétion. Les hommes atteints devront être, en outre, soumis à des visites périodiques, pour permettre d'assurer leur traitement pendant le temps indispensable à la guérison.

6° Aucune punition ne devra être infligée pour cause de maladie vénérienne, sauf pour les cas de dissimulation notoire.

7° Les bulletins de déclaration envoyés à la police locale seront établis sous le contrôle du médecin du corps, qui interrogera lui-même le militaire malade et spécifiera nettement la nature de la lésion dont il est atteint.

8° Les commandants d'armes, sur la proposition des chefs de corps, consigneront à la troupe les maisons publiques, les débits de boissons et autres établissements reconnus comme des foyers de contamination et dans lesquels des militaires auront été notoirement infectés.